AF234200

RAPPORT

FAIT

A LA SOCIÉTÉ ROYALE ET CENTRALE
D'AGRICULTURE,

Dans sa séance publique du 13 avril 1817,

SUR LE CONCOURS

Pour des Observations de Médecine vétérinaire
pratique ;

Par MM. DESPLAS, GIRARD, TESSIER, YVART,
et HUZARD rapporteur.

Suivi du Programme sur ce Concours.

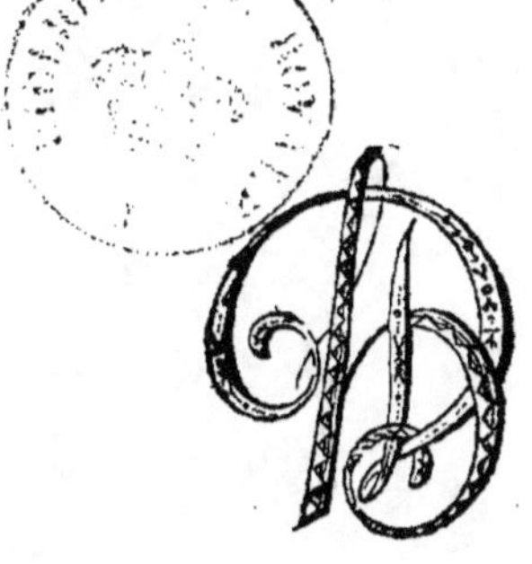

A PARIS,

DE L'IMPRIMERIE DE MADAME HUZARD
(née VALLAT LA CHAPELLE),
Rue de l'Éperon Saint-André-des-Arts, n°. 7.

1817.

RAPPORT

*Sur le Concours pour des Observations de
Médecine vétérinaire pratique.*

La Société a reçu, depuis sa séance publique
de 1816, treize ouvrages imprimés et quarante-
deux observations ou mémoires particuliers sur
l'objet de ce concours.

§. Ier.

1°. M. *Leroi*, directeur adjoint et professeur
à l'École royale vétérinaire de Milan, a adressé
le second volume de son ouvrage sur les épizooties, imprimé à Milan en 1815, en italien;
le premier avait été annoncé dans le rapport
sur le concours de cette même année 1815. Cet
ouvrage renferme tout ce qui est relatif aux
épizooties, à la contagion et aux moyens sani-
taires; l'auteur y a ajouté un appendix sur la
manière d'administrer le vert, et sur ses bons
et mauvais effets dans les maladies. La Société
qui avait eu occasion de mentionner honorablement, dans sa séance publique de 1812, les
utiles travaux de M. *Leroi*, vient de lui donner
un nouveau témoignage de son estime en le
nommant au nombre de ses correspondans.

2º. M. *Pozzi*, directeur et professeur à la même École, a aussi adressé à la Société un ouvrage intitulé *la Zoojatria legale*, imprimé à Milan, en 1816. M. *Pozzi* est auteur de plusieurs autres ouvrages sur la vétérinaire.

3º. M. *Gohier*, professeur à l'École royale vétérinaire de Lyon, et correspondant de la Société, lui a fait passer le second volume de ses *Mémoires et observations sur la médecine et la chirurgie vétérinaires*. Ces mémoires, publiés par souscription, sont entre les mains de tous les vétérinaires. Il a aussi adressé à la Société des nouvelles éditions de ses deux Tableaux synoptiques de ferrure des animaux.

4º. M. *Chambert*, vétérinaire au Dépôt royal d'étalons de Saint-Jean-d'Angély, a publié le second volume de son *Essai sur l'amélioration des principaux animaux domestiques dans le département de la Charente-Inférieure*. Cet ouvrage renferme, avec une partie des meilleurs principes connus, un grand nombre de renseignemens locaux qui le rendent sur-tout fort utile au département de la Charente-Inférieure, pour lequel il est plus particulièrement destiné. La Société a déjà couronné les travaux de M. *Chambert*, dans sa séance publique de 1813.

5º. M. *Collaine*, médecin-vétérinaire à Metz,

ancien professeur à l'École royale vétérinaire de Milan, et correspondant de la Société, qui a plusieurs fois encouragé ses travaux, lui a adressé, cette année, une *Instruction sur le claveau, publiée par ordre de M. le préfet du département de la Moselle*. Cette instruction, dans laquelle l'auteur recommande sur-tout l'inoculation, comme une des meilleures pratiques dont l'expérience ait constaté l'efficacité, est une nouvelle preuve du zèle éclairé de M. *Collaine*, dont nous aurons encore occasion de parler.

6º. M. *Hurtrel d'Arboval*, correspondant de la Société à Boulogne, département du Pas-de-Calais, lui à fait passer une nouvelle édition, considérablement augmentée, de l'*Instruction* qu'il avait publiée, l'année dernière, *sur l'épizootie du gros bétail*, et dans laquelle l'auteur s'est principalement occupé des moyens de désinfection et de préservation.

7º. MM. *Girard* et *Dupuy*, le premier, directeur, et tous deux professeurs à l'École royale vétérinaire d'Alfort, ont publié une *Notice sur l'épizootie qui régnait sur le gros bétail.*

8º. M. *Girard* a aussi lu à la Société, qui l'a imprimé dans ses volumes, un *Mémoire sur l'inoculation du claveau.* Ce mémoire a été imprimé séparément pour être mis à la portée des élèves, auxquels il peut être fort utile.

9°. MM. *Tessier* et *Huzard* ont rédigé, par ordre du Gouvernement, une *Instruction sommaire sur la maladie des bêtes à laine appelée pourriture*, qui a été répandue dans les départemens où cette maladie détruisait un grand nombre d'animaux.

10°. M. *Huzard* a publié les *Programmes* détaillés du *Concours pour la chaire de maréchallerie et de Jurisprudence vétérinaire*, ouvert à l'École d'économie rurale et vétérinaire d'Alfort ; il a aussi publié la troisième édition d'une *Notice sur les mots hippiatre, vétérinaire et maréchal*, sur laquelle M. *Raynard*, professeur à l'École royale vétérinaire de Lyon, a adressé à la Société quelques observations critiques, qui ont été insérées dans les *Annales de l'Agriculture française* (tome LXVIII, page 240).

11°. M. *Morel de Vindé*, pair de France, correspondant de l'Académie royale des Sciences, et notre confrère, a publié une *Notice sur la guérison du chancre contagieux de la bouche des bêtes à laine*, qu'il avait lue à la Société dans une de ses séances particulières. Cette maladie s'était déclarée dans son troupeau en février, principalement sur les agneaux, a été arrêtée en touchant les chancres avec un pinceau imbibé d'eau-forte du commerce ; il a été rarement nécessaire de les toucher une seconde fois, et au milieu de mars la maladie avait entièrement cessé.

§. II.

1°. Le même M. *Morel de Vindé* a donné à la Société des détails sur la maladie et sur la mort d'une brebis qui avait conservé son agneau mort, dans la matrice, depuis l'époque de l'agnelage, et dont nous avions déjà parlé dans le compte de l'année dernière. M. *Huzard* fils, correspondant de la Société, a fait l'examen de cette brebis avec M. *Beclard*, chef des travaux anatomiques de la Faculté de médecine, et il en a communiqué le résultat à la Société ; la cause de la mort de cette brebis était étrangère à la présence du fœtus, qui aurait pu rester plus long-temps enfermé dans l'utérus sans occasionner d'accidens.

2°. M. le marquis *de la Fayette*, correspondant de la Société, à la Grange, département de Seine et Marne, qui est parvenu à préserver plusieurs fois son troupeau de bêtes à cornes de l'épizootie contagieuse qui dévastait ses environs, par l'isolement parfait et par toutes les précautions qui doivent l'accompagner, a communiqué les moyens qu'il a employés pour préserver cet hiver son troupeau de bêtes à laine des attaques de la pourriture, qui a fait tant de ravages. Ici, ce n'était pas la contagion qui était à craindre; il est plus facile de s'en préserver que des causes désastreuses de la pourriture, et M. *de la Fayette* a donné un nouvel exemple de tout ce que peut et de tout ce que vaut *l'œil du maître*.

3°. M. *Gohier*, dont nous avons déjà parlé à l'occasion des ouvrages imprimés offerts à la Société, lui a fait connoitre dans une notice, qu'elle a entendue avec intérêt, qu'il appliquait avec succès, au traitement de la gale des animaux, la méthode fumigatoire employée à l'hôpital Saint-Louis, à Paris. Plusieurs animaux ont été parfaitement guéris après douze fumigations faites en cinq jours. Il rendra compte à la Société de la suite de ces expériences, ainsi que de celles qu'il se propose d'entreprendre sur l'inoculation de la rage dans les chiens.

4°. M. *Coze*, doyen de la Faculté de médecine de Strasbourg, correspondant de la Société, lui a adressé un *Mémoire sur l'usage des viandes provenant de bœufs attaqués du typhus, vulgairement connu sous le nom d'épizootie*, dans lequel il a examiné la question de l'innocuité de cette viande comme aliment. S'il avait pu rester encore quelques doutes à cet égard, les faits

rapportés dans ce mémoire n'en laisseraient sub-
sister aucun. La Société se propose de le faire
insérer dans son recueil.

5°. M. *Cros*, vétérinaire à Lodi, dans le
royaume d'Italie, correspondant de la Société,
lui a payé sa dette annuelle par l'envoi de six
observations, 1°. sur une maladie des vaches,
appelée *zappina* dans le pays, et qui paraît
avoir la plus grande analogie avec la fourbure
du cheval. M. *Cros* croit qu'une des principales
causes de cette affection tient à la position gê-
nante dans laquelle ces animaux sont placés
dans les étables, Les vaches ont derrière elles
un endroit destiné à recevoir les excrémens et
les urines, qui a environ 3 décimètres de pro-
fondeur sur 2 de largeur (1 pied sur 8 pouces),
et dans lequel elles ont presque toujours les
pieds de derrière, ce qui les force à s'appuyer
sur la pointe des ongles, pour être plus à
leur aise. Cette maladie enlève annuellement
un dixième des vaches de la Lombardie.
2°. Sur l'affection comateuse dans le cheval, que
M. *Hénon* appelait *fièvre soporeuse*. M. *Cros* l'a
traitée avec succès par la teinture alcoolique d'o-
pium donné dans le vin ; il porte la dose d'o-
pium jusqu'à 3 décagrammes (1 once), en deux
fois. Cette maladie s'observe fréquemment en

automne, sur les chevaux soumis au travail pénible de l'agriculture, et en particulier sur ceux qui battent le riz, dans les provinces de Novarre, de Pavie, etc. 3°. Sur une fluxion périodique dont il a triomphé par l'emploi des sels purgatifs. 4°. Sur une hernie testiculaire, dans un poulain, réduite et guérie par la castration. 5°. Sur une vache qui, après avoir avorté au cinquième mois de gestation, a mis bas, à l'époque ordinaire, un veau bien portant. M. *Cros* rappelle à cette occasion qu'en 1812, une vache mit bas d'abord un veau double; les fœtus étaient morts, adhérens par le sternum qui était commun; les extrémités étaient rachitiques; une heure après, elle fit un troisième veau, bien vivant, bien conformé, et qui a vécu. 6°. Enfin, sur la mort d'une pouliche, à la suite de convulsions. On trouva dans la substance du cerveau cinq abcès. Cette pouliche, âgée de deux ans, avait jeté sa gourme deux mois auparavant; le flux par les naseaux et la suppuration sous la ganache avaient été très-abondans.

Les observations de M. *Cros* présentent, les premières sur-tout, beaucoup d'intérêt; les résultats avantageux qu'il a obtenus sont importans pour les propriétaires et pour le pays.

6°, M. *Collaine*, outre l'instruction imprimée

sur le claveau, dont nous avons déjà parlé, a adressé à la Société un mémoire sur la clavelisation, avec quelques observations sur le claveau naturel. Quoiqu'il ait perdu plusieurs bêtes par l'effet des tumeurs gangreneuses, suite de l'inoculation, les résultats de l'opération lui ont toujours présenté des avantages certains. Il fait précéder la clavelisation par l'application d'un cautère ou d'un séton avec l'ellébore, sous la queue, ou sur les parois de la poitrine ; cette méthode, qui peut être avantageuse dans le claveau naturel, ne paraît pas présenter les mêmes avantages dans le claveau inoculé, si on en juge par les résultats rapportés par M. *Collaine.* Au surplus, une partie des troupeaux sur lesquels il a pratiqué l'inoculation paraissait avoir le germe de la maladie, puisque plusieurs bêtes en étaient déjà infectées avant l'opération.

M. *Collaine* a aussi adressé à la Société une observation sur la cure de la fracture du dernier phalangien d'une des extrémités postérieures d'une jument de selle arabe-espagnole. Le pied s'était trouvé engagé sous une roue de voiture de roulier à larges jantes, et avait été à-peu-près écrasé : le sabot, en partie détaché, a été entièrement enlevé, ainsi que quelques parties fracturées du phalangien, qui était fendu en deux perpendiculairement, jusque dans l'articulation dont la synovie s'épanchait. La guérison a été longue ; il a fallu toute la persévérance du propriétaire et du vétérinaire, pour ajouter une nouvelle preuve à celles que nous avons déjà, que l'on sacrifie souvent des animaux malades, que des soins, et sur-tout peu de dépense, autre que celle de la nourriture, seraient parvenus à rétablir parfaitement et à rendre utiles.

La Société attend de son correspondant les nouvelles observations qu'il a annoncées, et qu'elle s'empressera de faire connaître.

§. III.

1°. M. *Bullion*, ancien professeur à l'École royale d'économie rurale et vétérinaire d'Alfort, et médecin-vétérinaire à Toulouse, département de la Haute-Garonne, a envoyé à la Société deux observations : la première, sur une brebis qui a porté son agneau mort dans l'utérus, deux mois et demi après l'époque de l'agnelage, sans en être incommodée, et qui ne périt à cette époque que par accident, et faute de pouvoir expulser les débris du fœtus ; la seconde, sur deux poulains, l'un de six mois, l'autre de trois ans, provenans de jumens morveuses, et qui n'avaient point encore, à leur âge, de signes de

la maladie ; celui de trois ans provenait non-seulement d'une mère morveuse qui avait communiqué la maladie à deux chevaux placés près
d'elle, mais d'un père aussi attaqué de la morve :
il avait en outre été nourri six mois par sa mère,
et, lorsque M. *Bullion* écrivait son observation,
il paraissait jouir de la plus florissante santé.
Une troisième observation est relative à un
moyen de préserver du claveau un troupeau
forcé de pâturer et d'être continuellement avec
des troupeaux claveleux : l'auteur n'indique pas
ce moyen, que la Société désirerait connaître
pour multiplier les expériences. S'il est certain,
on ne saurait trop le répandre ; ce serait un
grand service à rendre à l'agriculture et aux propriétaires de troupeaux.

2°. M. *Bareyre*, médecin-vétérinaire à Ton-
neins, département de Lot et Garonne, a adressé
à la Société les détails sur une opération prati-
quée par un vétérinaire pour guérir la rupture
de la vessie dans une truie ; l'opérateur a ouvert
un des flancs de la bête, il a pratiqué la suture de
la vessie, et la guérison n'a pas été longue à s'ef-
fectuer. M. *Bareyre* paraît douter de la véracité
de cette opération, qui ne présente cependant
rien d'extraordinaire.

3°. M. *Santin*, vétérinaire à Dourque, département du Tarn, n'a adressé à la Société qu'une observation sur une maladie qu'il appelle l'*Élé-phantiasis des bêtes à cornes*. Cette observation est rédigée avec méthode et clarté ; les autopsies cadavériques ne sont pas assez multipliées, et le traitement n'est pas assez détaillé. La Société engage M. *Santin* à continuer ses recherches sur cette maladie, et à les lui communiquer ; elle a déjà mentionné honorablement ses travaux dans sa séance publique de l'année dernière.

4º. M. *Roudier*, vétérinaire à Joigny, départe-tement de l'Yonne, a donné dans un mémoire des détails sur les ravages que la maladie épi-zootique des bêtes à cornes a exercés dans la sous-préfecture de Joigny, et sur le traitement qu'il a indiqué pour la combattre ; il n'a pas été plus heureux que ses nombreux confrères.

5º. La Société a reçu de M. *Berbier* fils, vété-rinaire à Porentruy, en Suisse, une suite d'ob-servations : la première, sur une maladie qu'il ap-pelle la *ladrerie* des bêtes à cornes ; la deuxième, sur une fièvre bilieuse dans les chevaux ; la troi-sième, sur une inflammation des talons et de la fourchette des chevaux ; la quatrième, sur le bon effet de l'emploi de la magnésie dans le cas d'a-cides dans les premières voies des vaches ; la cinquième, sur une induration de la substance

du foie dans une vache que l'on a fait abattre
sans connaître sa maladie; la sixième, sur une
plaie d'arme à feu; la septième, enfin, sur une
fièvre lente dans les chevaux.

Les observations de M. *Berbier* sont rédigées
avec méthode et avec une grande sincérité; mais
quelques-unes sont incomplètes, sur-tout dans
les descriptions pathologiques qui sont toujours
importantes à connaître. La maladie de la troisième observation, qui paraît avoir été enzoo-
tique, méritait d'être développée, ainsi que la
deuxième et la septième qui traitent de maladies
peu connues, et dont les traitemens ne sont pas
encore fixés. La Société a déjà fait mention des
travaux de M. *Berbier*, à sa séance publique de
l'année 1812, et à celle de 1813, dans laquelle elle
lui a décerné une médaille d'argent; elle voit
avec plaisir qu'il continue à recueillir les faits
de sa pratique, et elle l'invite à donner à son
travail toute la perfection dont il a besoin pour
être utile à ses confrères.

6°. La Société a cinq observations de M. *Jauze*,
ancien chef d'atelier des forges à l'École royale
vétérinaire d'Alfort et vétérinaire à Paris : la
première, sur un mal de garrot guéri par l'enlèvement des apophyses épineuses des vertèbres
dorsales; la seconde, sur trois javarts cartilagi-

neux, dont un très-ancien et compliqué de l'ouverture de la capsule synoviale articulaire, opérés et guéris par lui; la troisième, sur un pied affecté de fourmilière et d'un oignon, qu'il a rétabli en amputant une partie de l'os du pied en pince et en enlevant l'oignon; la quatrième, sur un pied affecté d'un oignon très-volumineux, qu'il a guéri par l'enlèvement et la cautérisation de la partie osseuse exubérante; la cinquième, enfin, sur un pied affecté de deux oignons et d'une fourbure ancienne, avec détachement de la sole en pince par la déviation de l'os du pied; M. *Jauze* a enlevé une partie de la pince et les deux oignons; la plaie marchait rapidement vers sa guérison, lorsqu'une luxation des vertèbres lombaires est venue mettre fin au traitement en tuant l'animal.

Ces observations qui annoncent un praticien hardi et exercé, ne sont pas revêtues du caractère d'authenticité que désire la Société, qui du reste a déjà fait connaître d'autres travaux de M. *Jauze*, dans sa séance publique de 1812, où elle lui a décerné une médaille d'encouragement.

7°. La Société a déjà rendu compte, dans ses séances publiques de 1813 et de l'année dernière, d'une nouvelle manière d'appliquer le feu aux extrémités en raies longitudinales très-rap-

prochées, mise en usage par M. *Gaullet*, vétérinaire, alors au Dépôt royal d'étalons du Bec,
et maintenant à Brienne, département de l'Eure;
cette méthode a l'avantage de ne laisser aucune
trace sur la partie. Ce vétérinaire a envoyé cette
année: 1°. de nouvelles observations qui confir-
ment celles qu'il a déjà adressées à la Société sur
cet objet; 2°. un mémoire pratique sur le bon
emploi d'un séton placé autour de l'épaule, dans
le cas de vieux écarts; ce séton produit une
grande inflammation qui est nécessaire pour la
guérison, mais qui, dans les sujets jeunes et irri-
tables, exige quelquefois la saignée, et toujours
la diète et les délayans; 3°. sur une tumeur qui
parut hors de la vulve d'une jument, à la suite
d'un part prématuré, et que M. *Gaullet* amputa
en grande partie, sans que la jument en souffrît;
elle guérit fort bien, et travailla encore quatre
ans sous les yeux de l'auteur : si cette tumeur
était formée par la vessie, comme le croit l'auteur, fondé sur ce qu'il voyait les urétères lancer
l'urine par jets, il eût été à désirer qu'il la dé-
crivît plus en détail, soit avant l'opération, soit
après, et qu'il indiquât la manière dont cette jument urinait après l'opération : nous pensons
que ce n'était qu'une chute du vagin, dont le
poids ou le tiraillement aura pu occasionner le

renversement ou l'ouverture du col de la vessie, qui aura repris sa position naturelle après l'amputation, sans avoir aucunement souffert; 4°. sur le crapaud ou piétain dans les bêtes à laine, pour le traitement duquel il a obtenu de bons effets en séparant les bêtes saines des bêtes malades, et que par cette raison il soupçonne être contagieux; 5°. enfin, sur une inflammation de poitrine terminée par un hydrothorax qui a été guéri par les toniques intérieurement, et extérieurement par un séton et par l'application du feu par approche, sur un des côtés de la poitrine; cette observation confirme celle que l'auteur a déjà précédemment adressée à la Société sur un cas pareil.

Les observations de M. *Gaullet* sont celles d'un bon praticien; mais elles sont, en général, rédigées trop précipitamment, et elles manquent d'ordre et de méthode.

§. IV.

1°. M. *Lacroix*, vétérinaire à Saint-Clar, département du Gers, a recueilli dans sa pratique un grand nombre de faits sur des parts laborieux et contre nature de vaches et de jumens. Craignant de s'exprimer de manière à n'être pas entendu, il a cherché à suppléer à l'insuffisance des descriptions par des dessins à la plume, qu'il a joints à ses observations : ces dessins, quoique fort incomplets, indiquent cependant les différentes positions contre nature qui sont le sujet de ses observations.

Les commissaires ont remarqué que M. *Lacroix* n'a cité que des faits dans lesquels il a eu des succès; cependant il est presque impossible dans le cours de la pratique de ne pas éprouver quelques accidens; il est malheureusement beaucoup de cas où l'homme le plus instruit ne peut rien, et même quelques-uns où ses espérances de succès sont trompées. C'est une fausse honte qui les fait passer sous silence, et c'est un vol que l'on fait à ceux qui cherchent à s'instruire, que de les dissimuler. Les non-succès éclairent aussi bien, et quelquefois mieux que les succès les plus éclatans ; ils apprennent sur-tout à douter, et, sous ce rapport seulement, ils seraient encore le meilleur préservatif contre le charlatanisme, qui ne doute de rien.

Après avoir parlé des parts laborieux, l'auteur donne de courtes observations de replacemens de matrices renversées, de réductions de fractures, et il les accompagne toujours de figures pour remplacer l'insuffisance de la description détaillée des appareils et des bandages qu'il a employés. Dans le cas de fracture d'une extrémité antérieure, il a fait soutenir le membre par une espèce de jambe de bois ajoutée à l'appareil contentif, et il pense que, dans le cas où un animal très-précieux serait attaqué d'une maladie dont on ne pourrait espérer la guérison que par l'amputation, il serait possible, après cette opération, de le conserver pour la reproduction, en adaptant une espèce de jambe de bois au membre amputé, sur-tout s'il s'agit d'une extrémité antérieure. Déjà feu M. *Chaumontel*, ancien professeur à l'École royale vétérinaire d'Alfort, a employé ce moyen avec succès sur une vache (1), et plusieurs propriétaires de troupeaux mérinos ont conservé des brebis et des beliers qui avaient perdu une extrémité, quelquefois jusqu'au genou, à la suite du claveau, en leur mettant des jambes de bois pendant le temps de la lutte seulement.

Dans la troisième partie, M. *Lacroix* indique plusieurs autres opérations chirurgicales qu'il a pratiquées, toujours avec succès, pour des réductions de hernies ventrales et ombilicales dans les chevaux et dans les bêtes à cornes, et il fait connaître les bandages qu'il a employés, soit

______

(1) Voyez *Mémoires de la Société*, tome I, page 197.

pour les guérir, soit simplement pour prévenir les accidens que le développement des hernies pourrait occasionner. Il rappelle dans un de ses dessins le bandage pour la hernie ombilicale, indiqué par *Bourgelat*, dans un ouvrage trop peu lu par les vétérinaires (1), et il termine par faire connaître quelques autres faits de pratique qui ne présentent rien de particulier. Ses observations sont adressées à MM. les directeur et professeurs de l'École vétérinaire de Lyon, où il a étudié; il les offre comme un hommage de sa reconnaissance, et il annonce qu'elles seront suivies de plusieurs autres.

Les observations de M. *Lacroix*, quoique trop souvent incomplètes et mal rédigées, présentent néanmoins de l'importance sous le rapport de la pratique, celles sur-tout relatives aux parts laborieux et contre nature, sur lesquels nous n'avons encore rien de satisfaisant, les Écoles vétérinaires n'étant pas à portée de donner des instructions pratiques aux élèves sur ces accidens, qui coûtent annuellement la vie à un grand nombre de femelles de nos animaux domestiques.

____

(1) *Élémens de l'Art vétérinaire. Essai sur les Appareils et sur les Bandages propres aux quadrupèdes.* Paris. 1813. in-8°., page 127, planche XV.

2°. La Société, dans sa séance publique de 1816, a encouragé par une médaille d'argent les travaux de M. *Rodet* fils , vétérinaire en chef du régiment des chasseurs de MONSIEUR; elle a reçu cette année huit mémoires ou observations de ce vétérinaire : 1°. sur *des coliques hystériques dans une jument,* qu'il crut d'abord pleine, et qu'ensuite il reconnut affectée de polypes de la matrice. La manière franche dont M. *Rodet* expose les méprises qu'il a faites, est digne d'éloges et devrait être plus souvent imitée pour les progrès de la science; il est fâcheux qu'il n'ait pas pu suivre cette jument pour en faire l'ouverture. 2°. Sur *une maladie inflammatoire, qui a régné à Mayence, dans le printemps de* 1805, sur les chevaux de différens régimens de cavalerie, et sur ceux des particuliers de la ville. Ce mémoire est bien écrit, le sujet y est bien exposé, bien clair; il montre combien les vétérinaires instruits peuvent rendre de services. Les chevaux des particuliers de Metz, atteints de la même maladie, traités par la routine des maréchaux, ont en partie péri; ceux des régimens de cavalerie en garnison à Metz, traités par les vétérinaires, ont presque tous été guéris. 3°. Des observations sur *la bardane* (arctium lappa), comme plante propre à suppléer les fourrages dans les années sèches et stériles. M. *Rodet* dit qu'en Poméranie les foins en contiennent beaucoup, et que les vaches en mangent bien les feuilles. 4°. Des notes sur l'*épizootie contagieuse de* 1814, sur une autre épizootie qui a régné en France en 1807 et sur celle qui a régné en Espagne en 1810. Ces notes sont plus théoriques que pratiques, M. *Rodet* n'ayant pas été à portée de suivre des animaux malades. 5°. Une observation sur *une affection épileptique dans une jument.* Le traitement a réussi; mais peut-être trop promptement pour ne pas laisser de doutes sur le caractère de l'épilepsie. 6°. Un mémoire sur *une fièvre méningo-gastrique qui a régné sur les chevaux du régiment de* Monsieur, 4°. *de chasseurs, en* 181 Ce mémoire est fait avec beaucoup de soin et de méthode; l'auteur divise cette fièvre en deux genres, fièvre méningo-gastrique simple ou continue, et fièvre méningo-gastrique rémittente; il suit ensuite leur changement en fièvre adynamique putride et en fièvre ataxique, et il indique exactement les traitemens qui lui ont réussi, soit à empêcher ce changement, soit à triompher de ces différentes affections; sur cent cinquante chevaux affectés, neuf seulement sont morts. Quoique les commissaires

(24)

ne soient pas entièrement de l'avis de l'auteur
sur les dénominations et sur quelques points
du traitement, ils regardent néanmoins ce mémoire comme fort bon et très-complet. Il est
aisé de voir, en le lisant, que l'auteur s'est péné-
tré de la lecture des bons auteurs de médecine
humaine, dont il a fait une heureuse application. 7º. Une observation sur *une blessure d'arme
à feu*. Il existait entre l'humérus et le thorax
d'un cheval espagnol, une fistule très-profonde,
dont la cause était inconnue : M. *Rodet* pratiqua
une contre-ouverture, proche le coude, sous le
thorax, à la face interne de l'avant-bras ; cette
opération détermina une nouvelle inflammation, la formation d'un abcès qui s'ouvrit et qui
donna issue à une balle de fusil : la guérison
suivit immédiatement. 8º. Sur *les accidens que
peuvent occasionner les sangsues dans la bouche
des chevaux*. M. *Rodet* ne regarde pas ce mémoire comme complet ; il n'est pas suffisamment
au fait de l'histoire naturelle de la sangsue ; il l'a
rédigé dans l'intention de relever quelques er-
reurs qu'il a cru apercevoir dans une notice
que son confrère, M. *Blavette*, a fait insérer,
sur le même sujet, dans la *Correspondance de
M. Fromage de Feugré* (1).

______

(1) Tome IV, page 133.

Les commissaires pensent que les observations de M. *Rodet*, écrites avec sagesse et bien présentées, doivent continuer à être encouragées.

RÉSUMÉ.

La Société royale et centrale d'Agriculture, d'après le rapport de ses commissaires, accorde, à titre d'encouragement, une médaille d'or, à M. *J.-B.-C. Rodet* fils, aujourd'hui vétérinaire en chef des hussards de la Garde Royale, en garnison à Fontainebleau, département de Seine et Marne, élève de l'École royale vétérinaire d'Alfort; et une médaille d'argent à M. *C. Lacroix*, vétérinaire à Saint-Clar, département du Gers, élève de l'École royale vétérinaire de Lyon.

Elle invite MM. les vétérinaires à continuer de lui adresser leurs observations, qu'elle s'empressera de faire connaître et de récompenser dans ses séances annuelles et publiques, conformément au programme particulier qu'elle a publié sur ce sujet.

PROGRAMME DU CONCOURS

Pour des Observations de Médecine vétérinaire.

La vétérinaire est trop liée à l'agriculture, pour que tout ce qui a rapport à la première n'intéresse pas vivement la seconde.

C'est principalement contre les maladies des animaux domestiques qu'elle est d'une grande utilité. On ne peut mettre en doute les services que les Écoles vétérinaires ont rendus sous ce rapport depuis leur institution en 1762, et ceux qu'elles peuvent rendre encore, sur-tout contre les épizooties, qui se développent et font souvent d'affreux ravages, avant qu'il soit possible d'y opposer des secours certains.

La Société a senti combien il était important au bien-être des campagnes que les vétérinaires devinssent ses correspondans naturels et nécessaires ; elle a cru devoir appeler l'attention des nombreux élèves sortis des Écoles, sur le bien qu'ils peuvent faire, et leur demander, pour

ainsi dire, compte de celui qu'ils ont fait iso-
lément, pour en faire jouir leurs concitoyens.
Les véritables fonctions de ces hommes utiles
ne consistent pas seulement à guérir : celui qui
guérit mérite la reconnaissance particulière ;
mais il ne remplit qu'une partie de ses devoirs,
et il la remplit mal, si la dépense que la guérison a nécessitée n'est pas proportionnée à la va-
leur des animaux malades, et aux facultés des
propriétaires. Celui qui, par des mesures, soit
médicinales, soit administratives, soit de police,
aussi simples que prises à propos, par un traitement peu dispendieux, par de bons conseils,
est parvenu à détruire, arrêter ou prévenir un
de ces fléaux dévastateurs de nos troupeaux, a
rendu de bien plus grands services à son pays,
et mérite la reconnaissance générale.

Il est encore un point de contact entre l'agriculture et l'art vétérinaire : si la première four-
nit les animaux au commerce, au luxe et aux
armées, le second les lui rend, après les avoir
guéris, pour achever leur rétablissement ; et
c'est au sein des campagnes dont ils sont sortis
qu'ils retrouvent encore la santé et la vie.

Les maladies dont les animaux sont affectés
aux armées et dans les garnisons, les plaies
d'armes à feu entrent, sous ce double rapport,

dans le plan de la Société. On a déjà observé que la France ne possédait encore rien sur cette partie importante de la médecine vétérinaire, tandis que nos voisins, dont les Écoles ont été formées sur le modèle des nôtres, comptent déjà plusieurs ouvrages sur la médecine et la chirurgie vétérinaire militaire.

Pour remplir les vues de la Société, elle désire que les vétérinaires lui adressent les observations de pratique qu'ils auront été à portée de faire dans les campagnes comme dans les armées, et qui présenteront des résultats avantageux aux progrès de la science; elle les invite à ne pas négliger les renseignemens importans à recueillir par l'ouverture des animaux morts, lorsqu'elle pourra étre faite sans danger, et surtout à indiquer les suites que présentent souvent les maladies, suites qui sont négligées par le plus grand nombre des observateurs.

Elle désire aussi que ces observations soient revêtues, non-seulement de l'approbation des propriétaires, mais encore de celle des autorités locales, et, quand les objets en seront susceptibles, de celles de MM. les Préfets et chefs de corps, seuls en état de juger des services rendus par les vétérinaires dans leurs départemens respectifs. Ce ne sont point des mémoires académiques que demande la Société; elle doit le répéter, ce sont des observations, des faits de pratique, et ils seront examinés scrupuleusement par les commissaires.

La Société distribuera, dans sa séance publique de chaque année, des médailles d'or ou d'argent à ceux de MM. les vétérinaires qui lui adresseront les meilleures observations, considérées sous le double rapport de l'économie et des progrès de la science.

Elles seront reçues jusqu'au 1er. mars de chaque année.

Les auteurs peuvent mettre leurs noms à leurs écrits.

Les mémoires seront adressés, francs de port, ou sous le couvert de S. Ex. le Ministre Secrétaire d'État de l'intérieur, à l'une 'des adresses suivantes :

A M. Silvestre, secrétaire perpétuel de la Société royale et centrale d'Agriculture, au Ministère de l'intérieur; ou à M. Huzard, inspecteur général des Écoles royales vétérinaires, à Paris.

N. B. La Société royale et centrale d'Agriculture croit devoir rappeler à MM. les vétérinaires et à toutes les personnes qui s'occupent de l'éducation des chevaux, que c'est dans sa séance publique de 1818, qu'elle doit adjuger le prix de 1200 francs qu'elle a promis à l'auteur du meilleur mémoire *sur les causes de la cécité ou de la perte de la vue dans les chevaux, et sur les moyens de la prévenir.*

FIN.